M❤es coloriages mandalas Yoga

avec ses

pensées positives

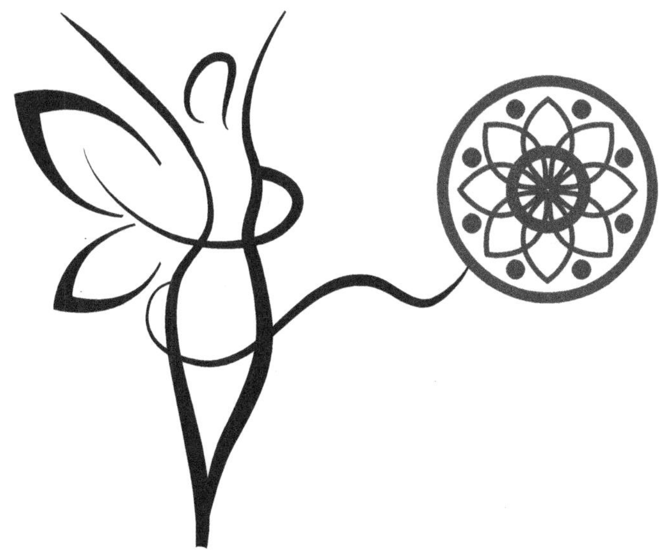

Mon bonheur est avant tout de cultiver

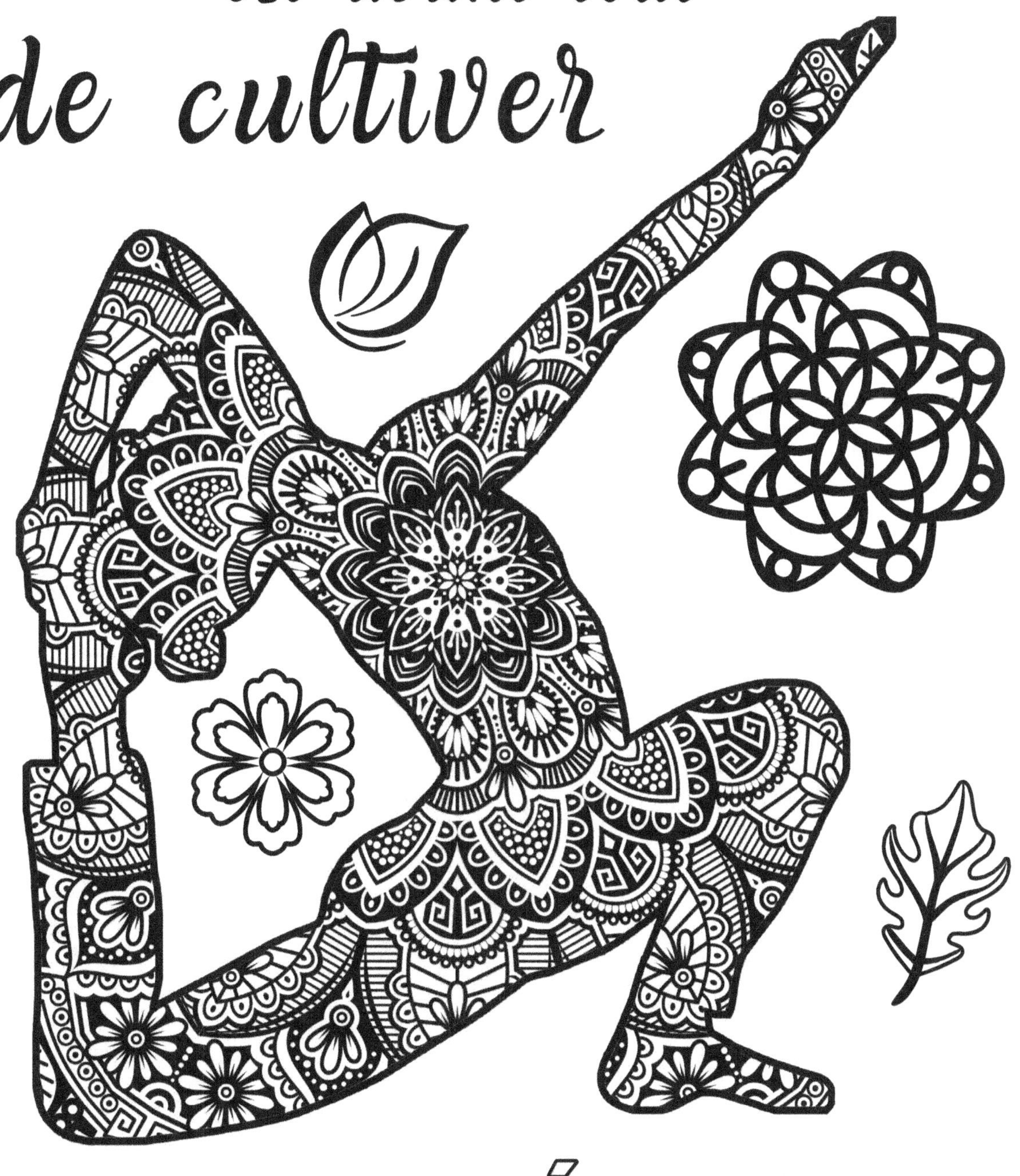

MON INTÉRIEUR

Je fais des choix qui me grandissent par des

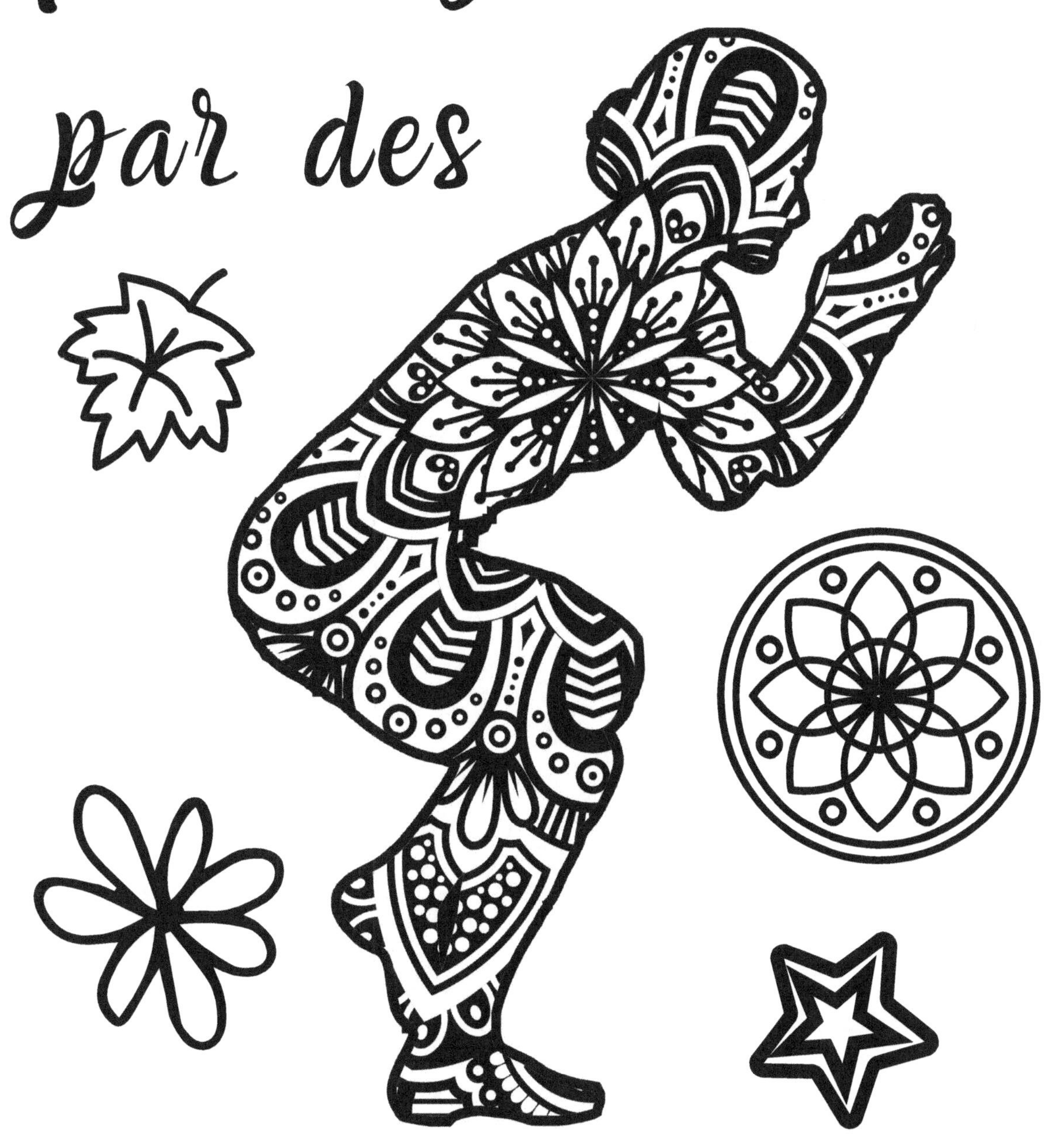

ACTIONS SALUTAIRES

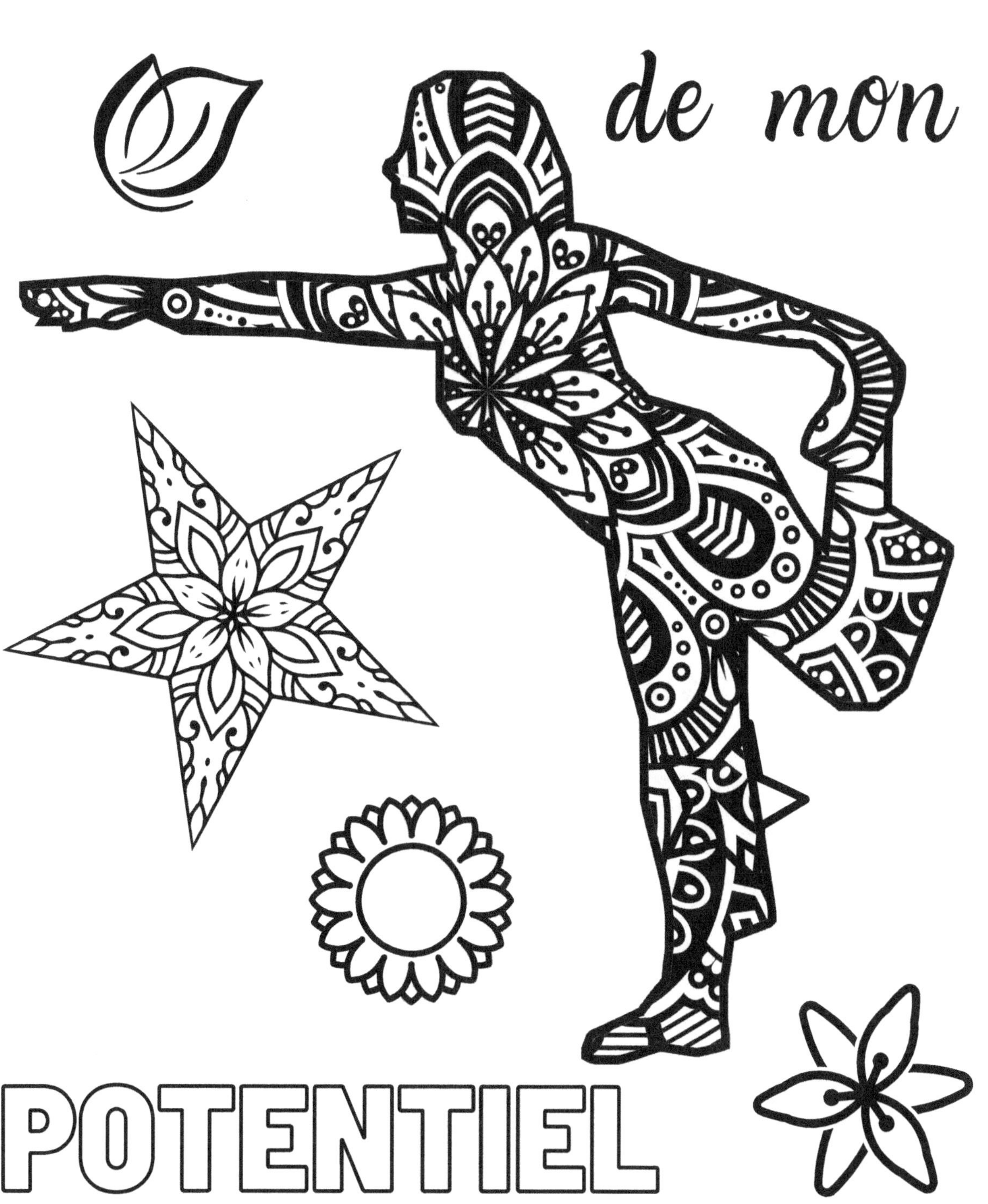

Je prends ma vie en main
C'est très révélateur
de mon
POTENTIEL

Mes intenses
conviction
me permettent d'atteindre
mes

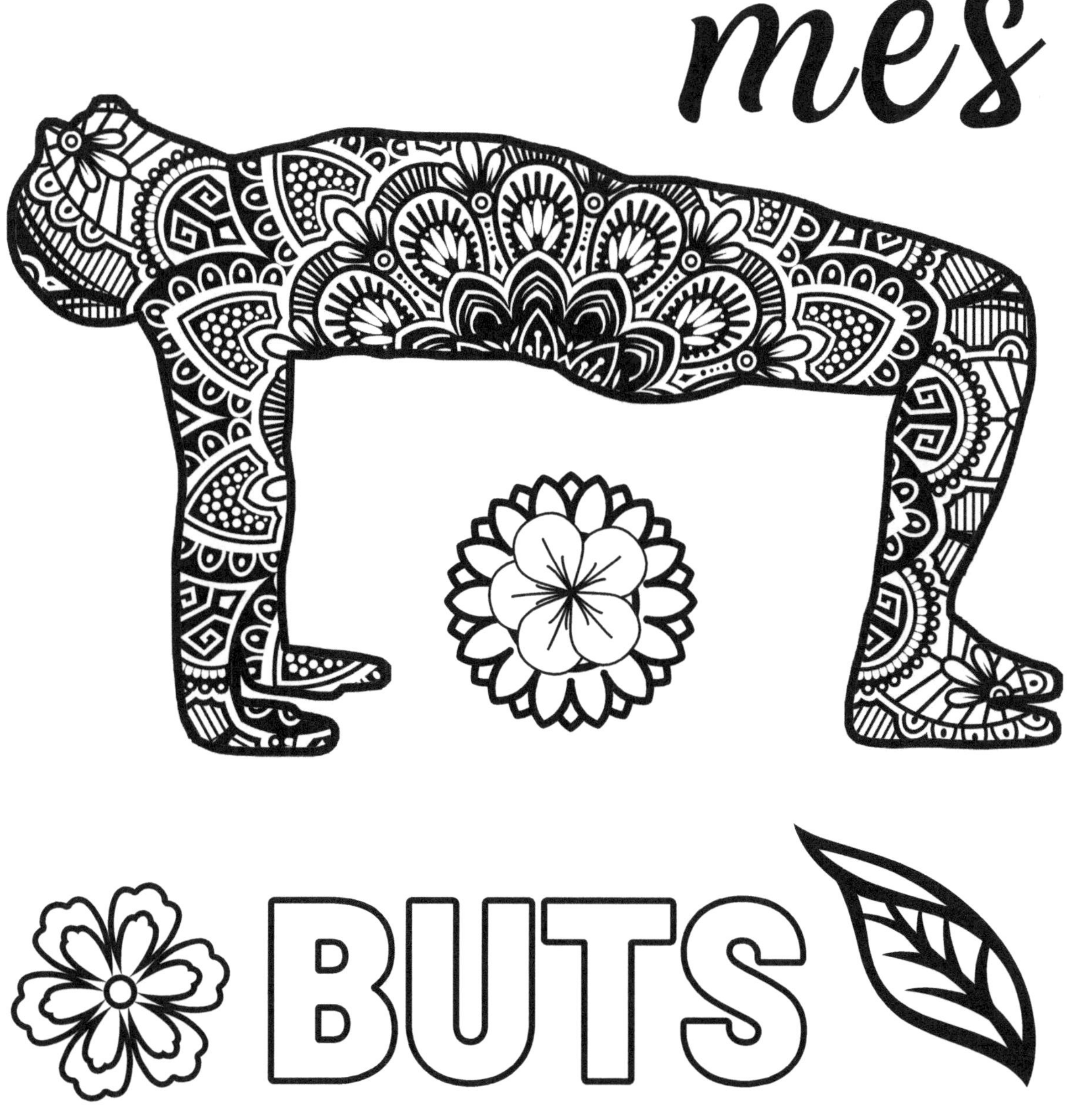

BUTS

J'attire vers moi
le meilleur

par

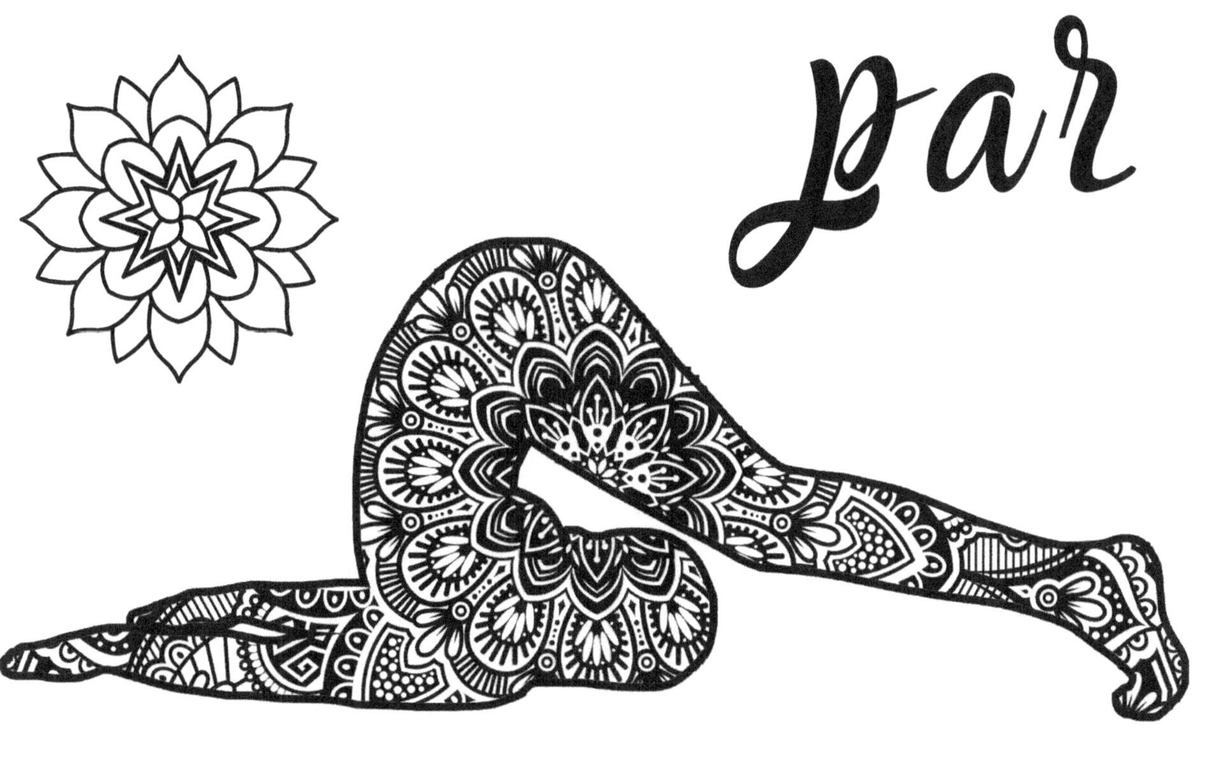

MON

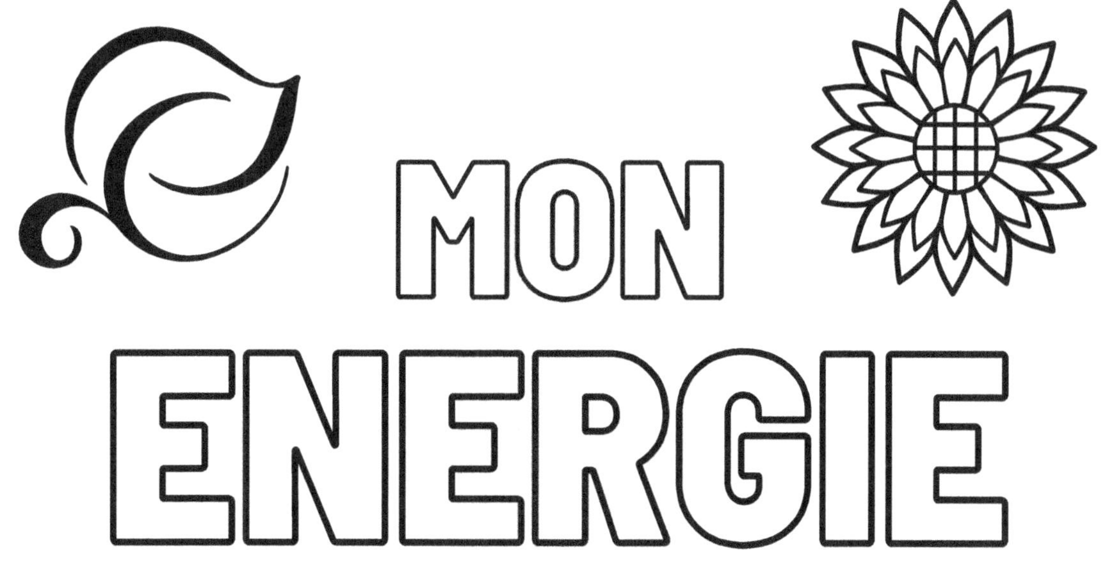

ENERGIE

Je réalise ce qui est le plus important

DANS MA VIE

Je suis unique et je reste

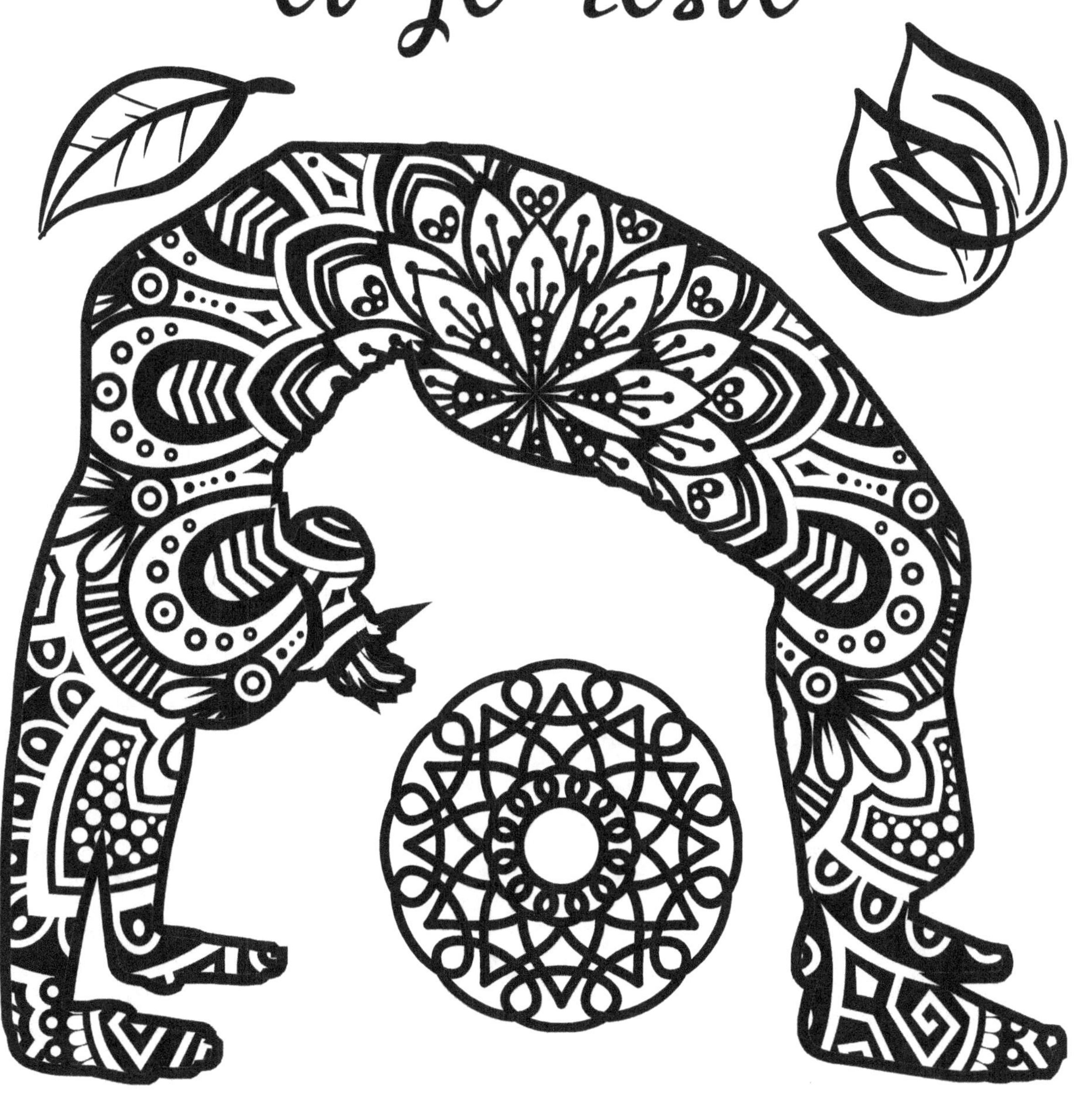

AUTHENTIQUE

Je prends soin de moi tous les

JOURS

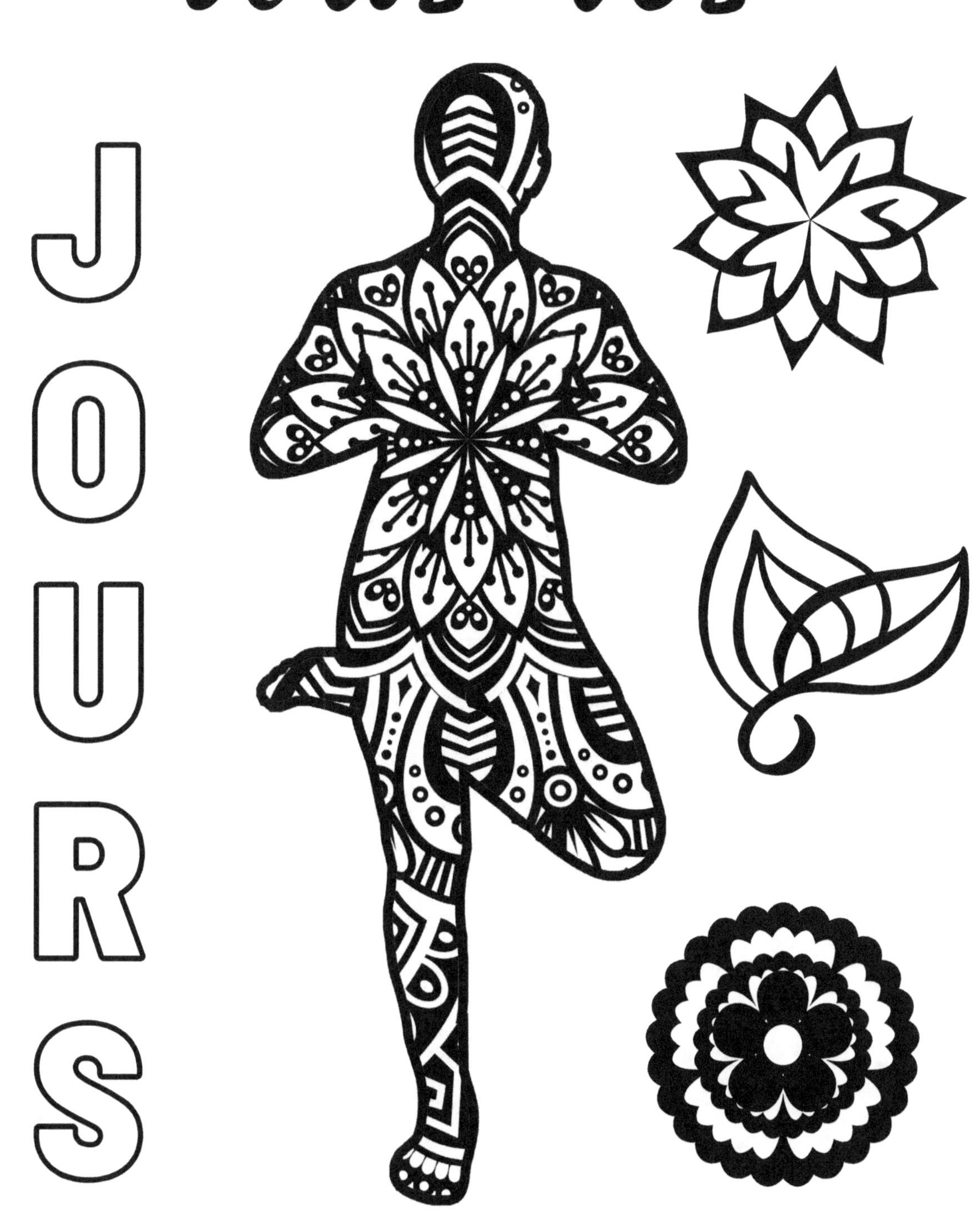

Je choisis mes activites qui augmentent mes *vibrations* POSITIVES

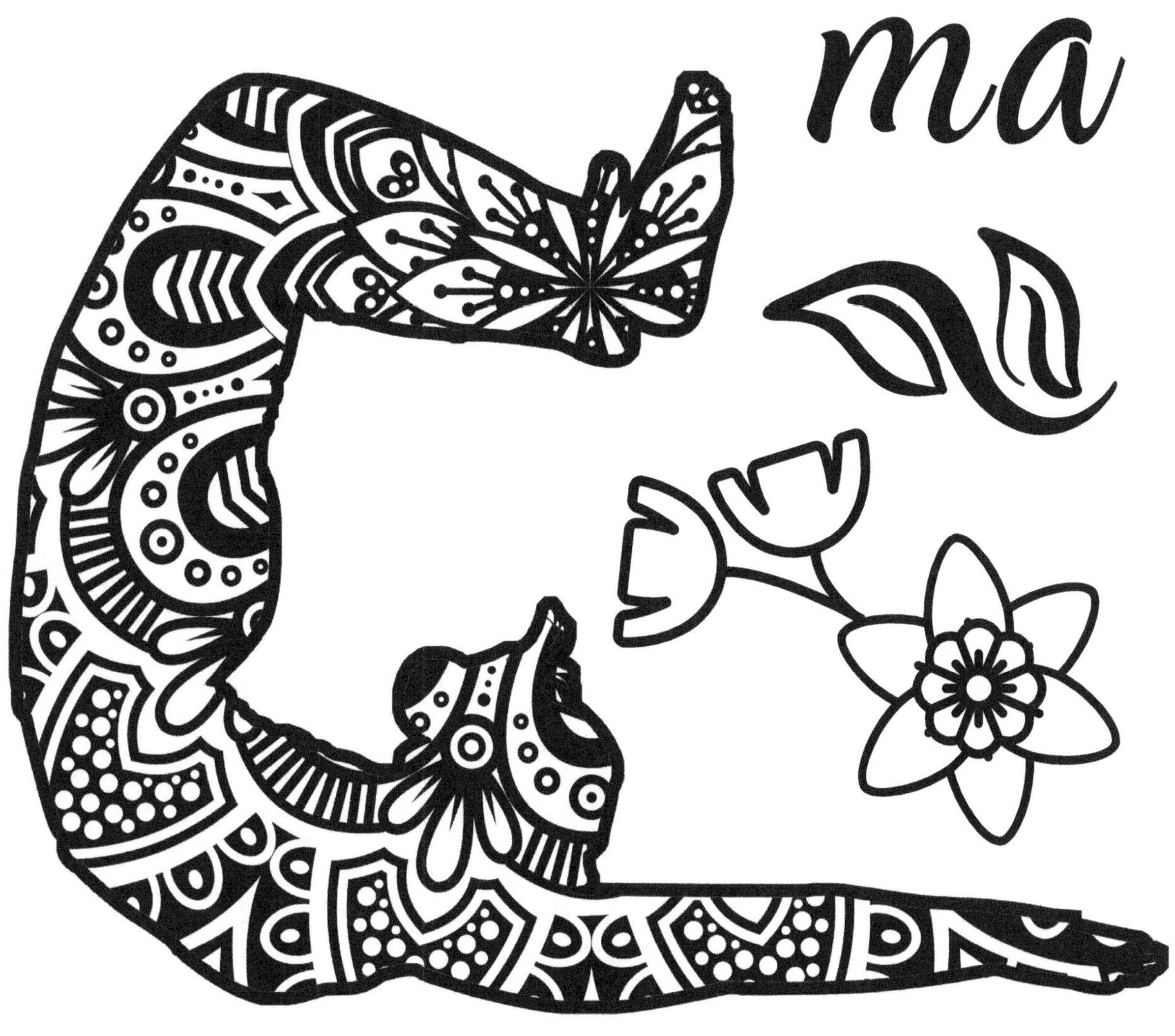

J'améliore considérablement ma

MANIÈRE D'ÊTRE

Je cristallise mes pensées les plus

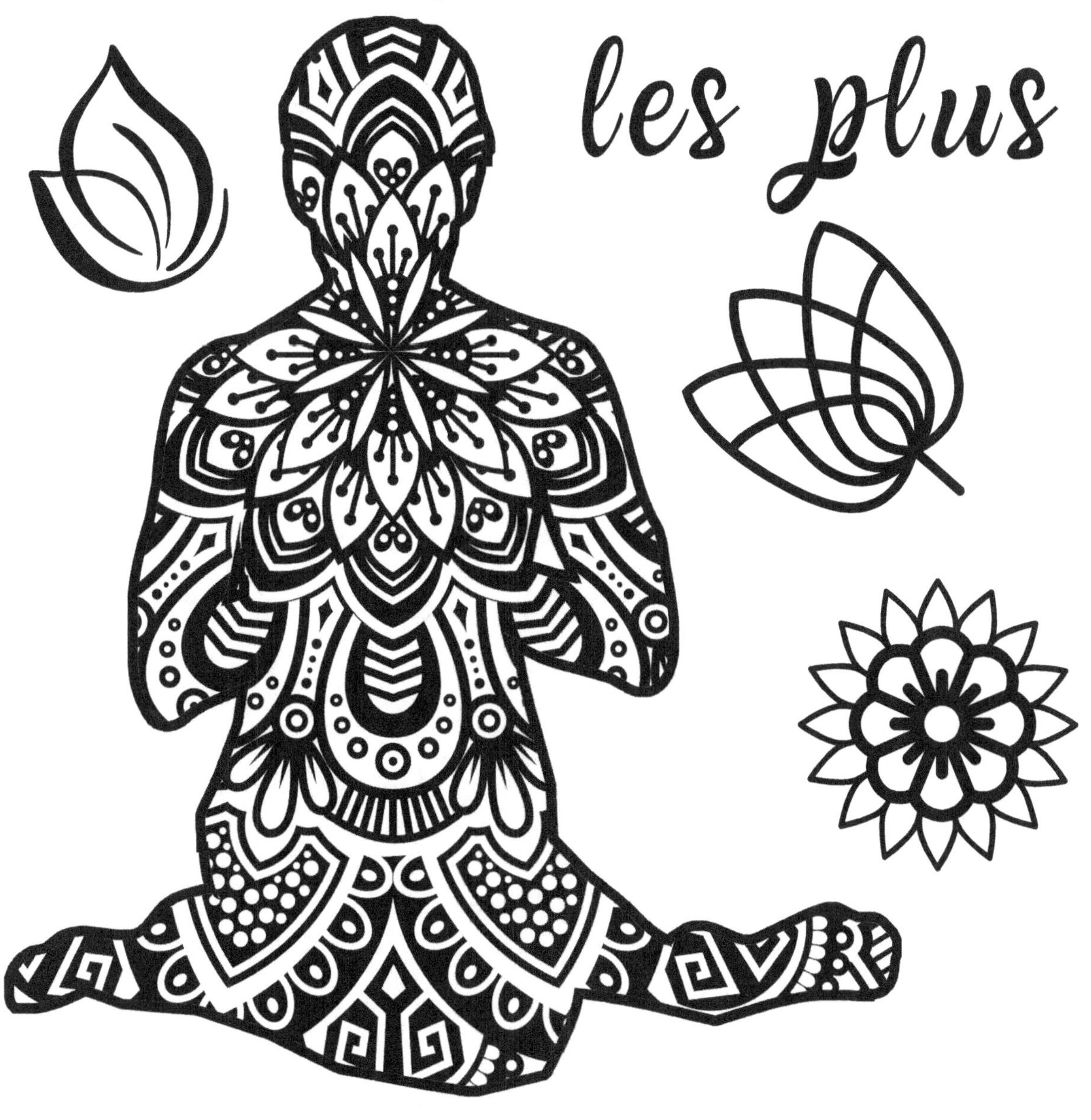

OPTIMISTES

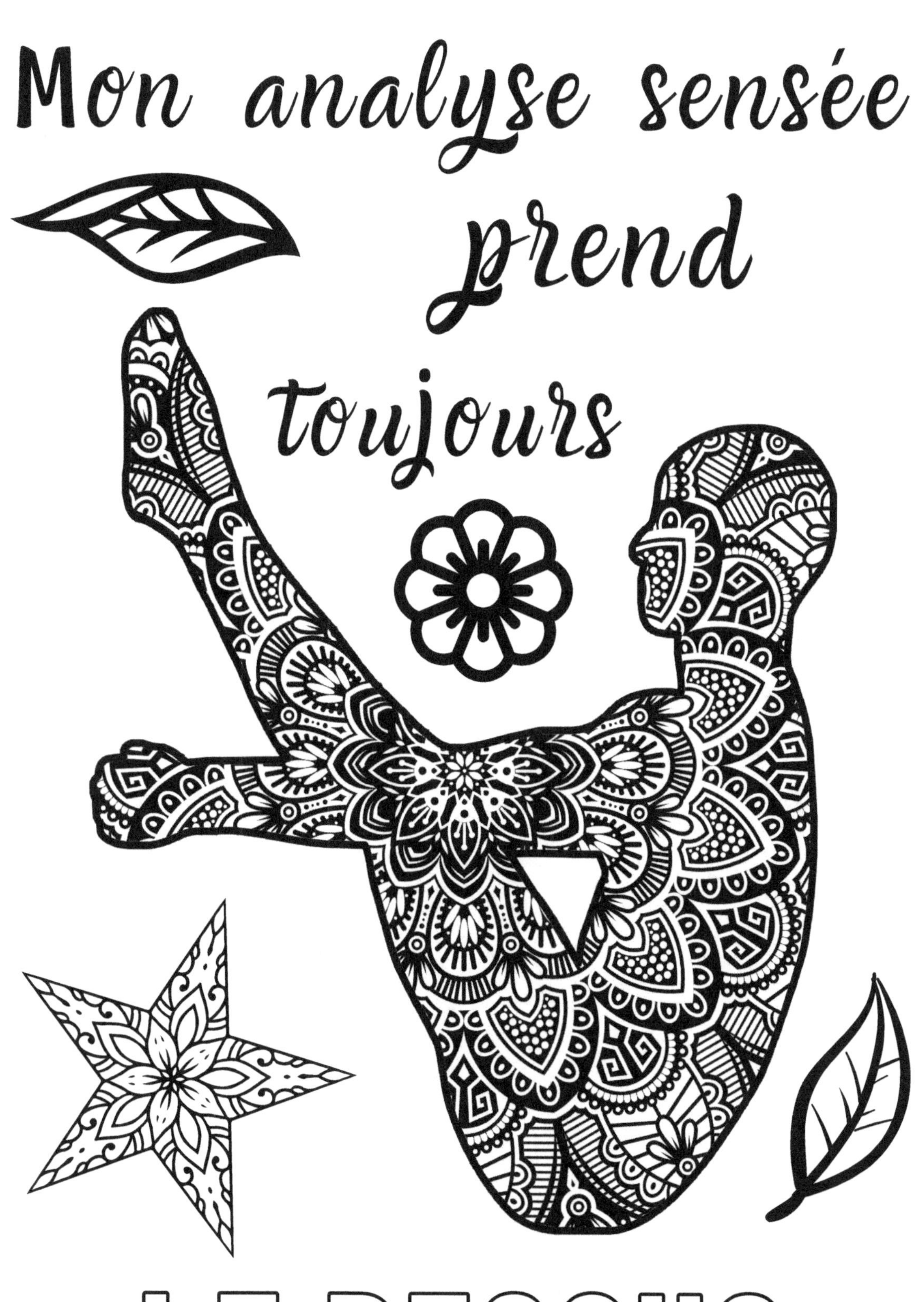

Mon analyse sensée
prend
toujours
LE DESSUS

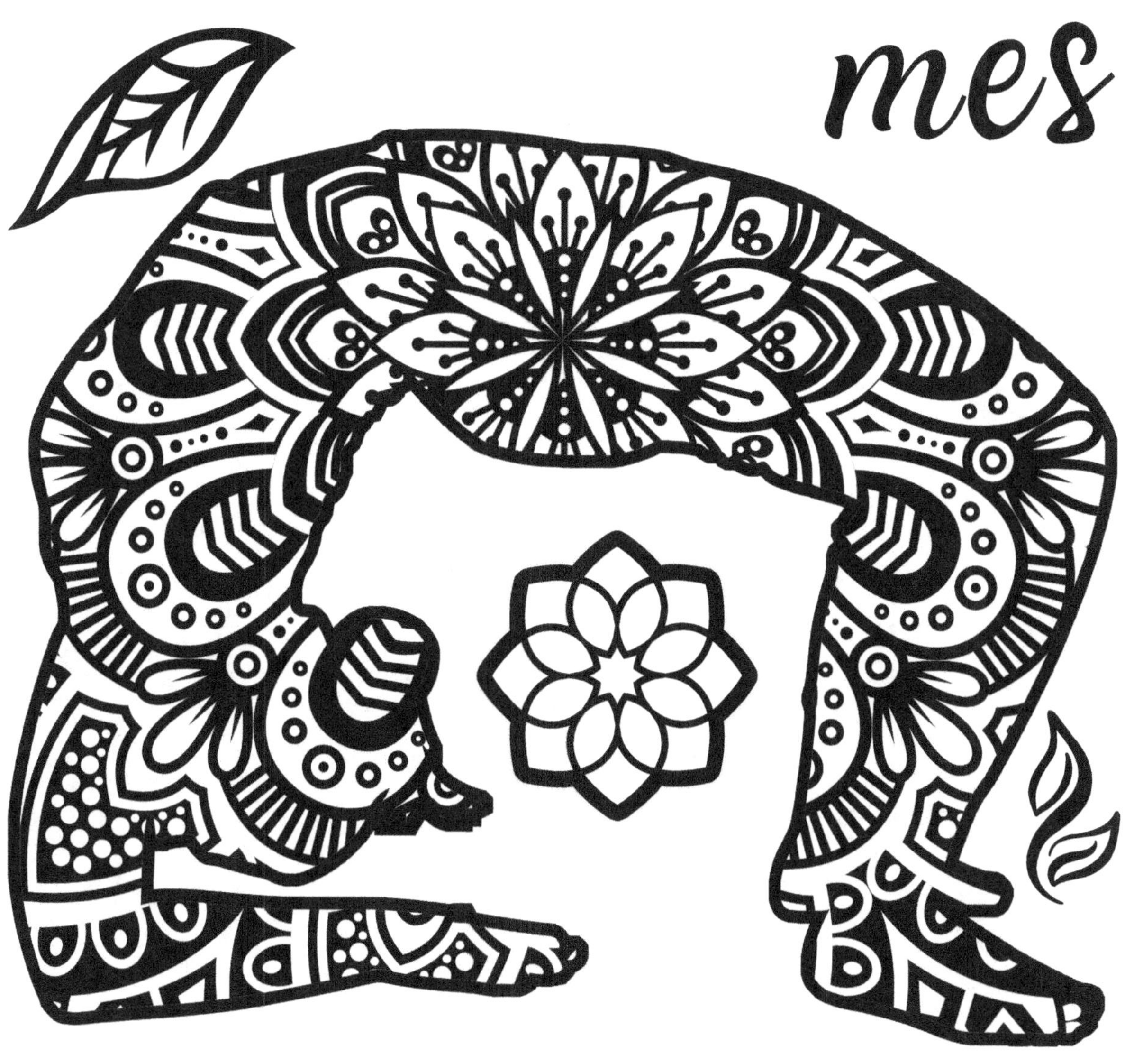

Je révèle avec confiance
et certitude
mes
QUALITÉS

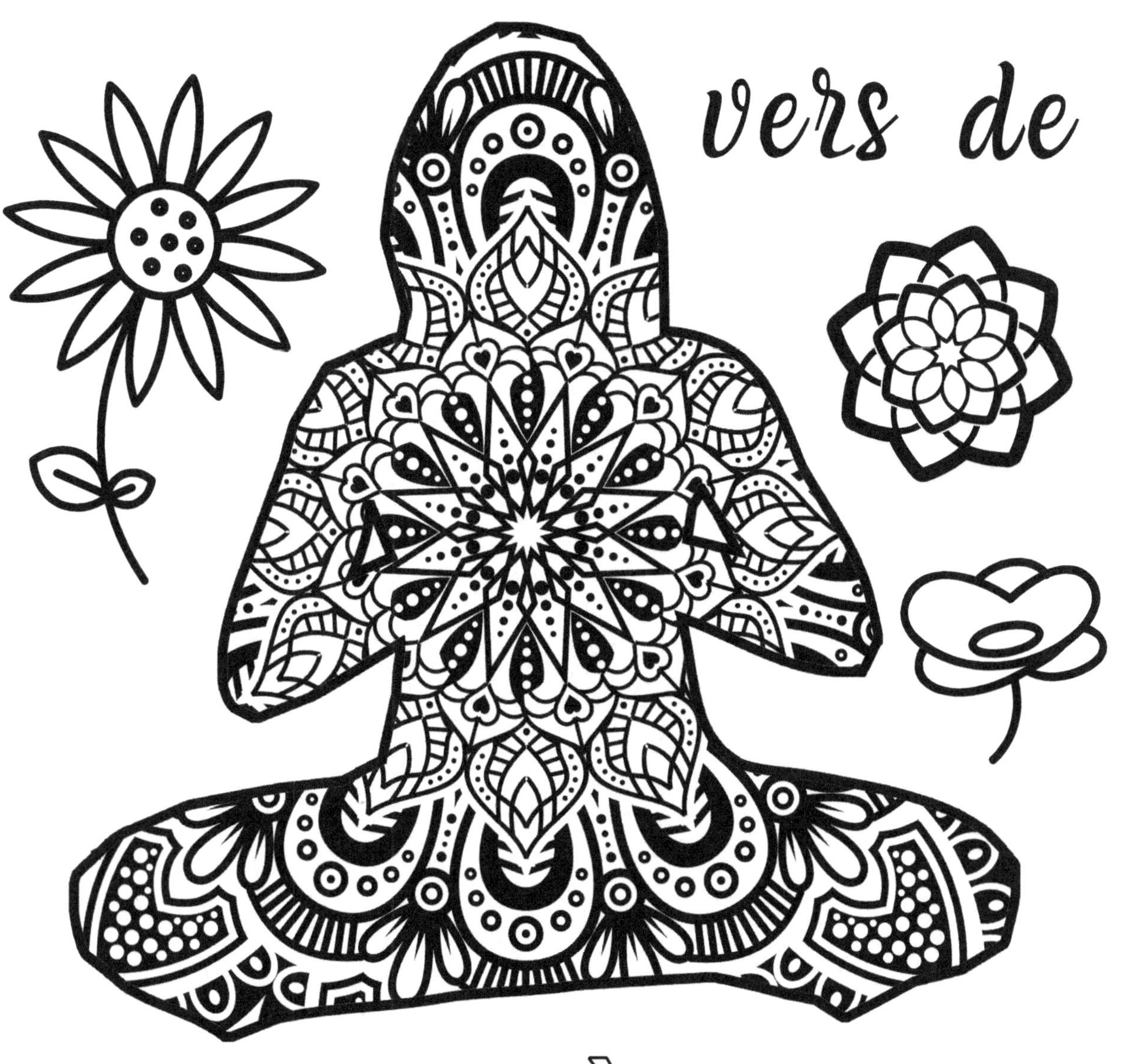

Mes pensées postives
vont m'emmener
vers de
CONCRÈTES
RÉALISATIONS

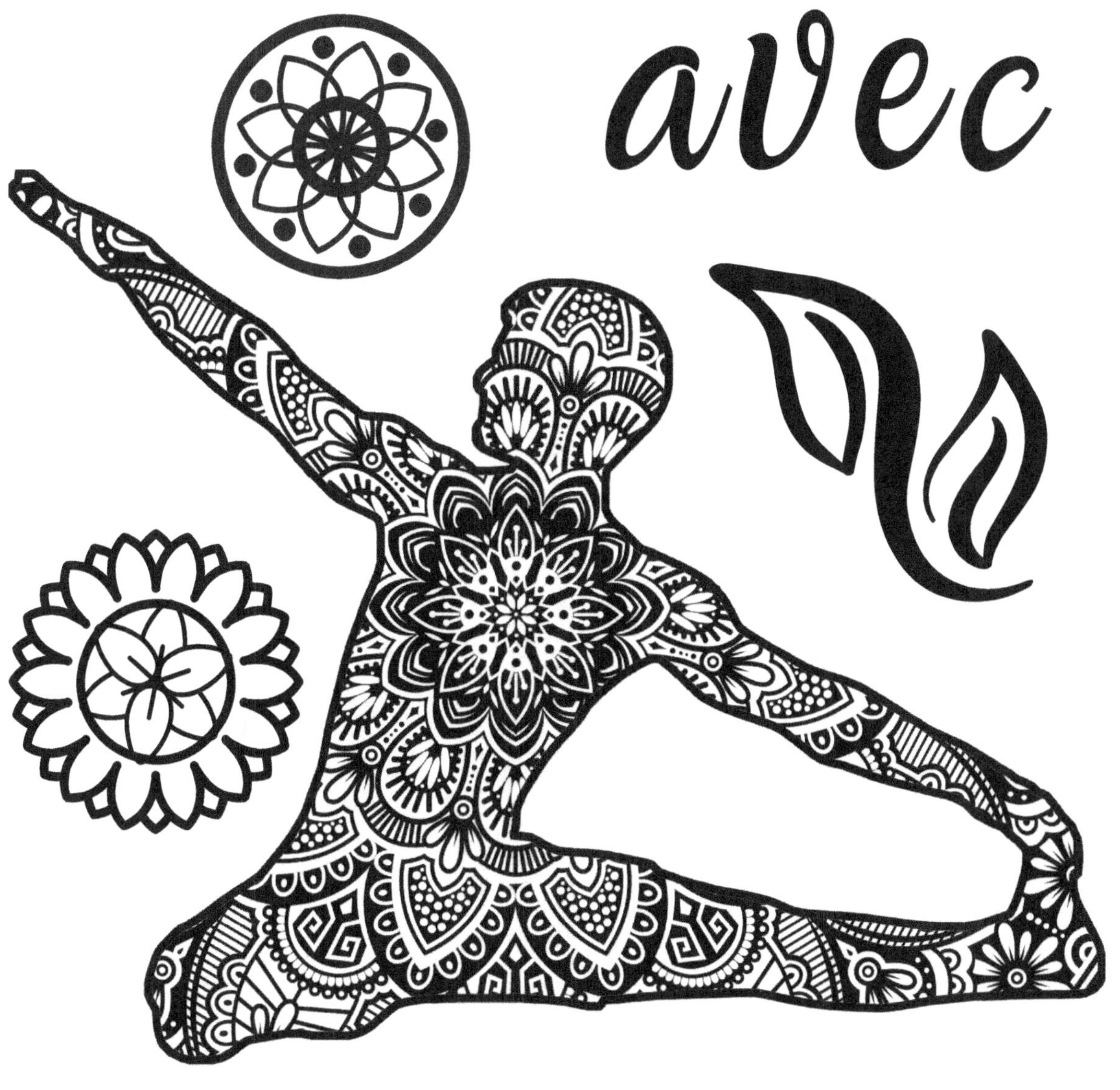

Je reconnecte mes rêves
et je construis
avec
CONVICTIONS

Je suis persuadée

d'avoir des

capacites

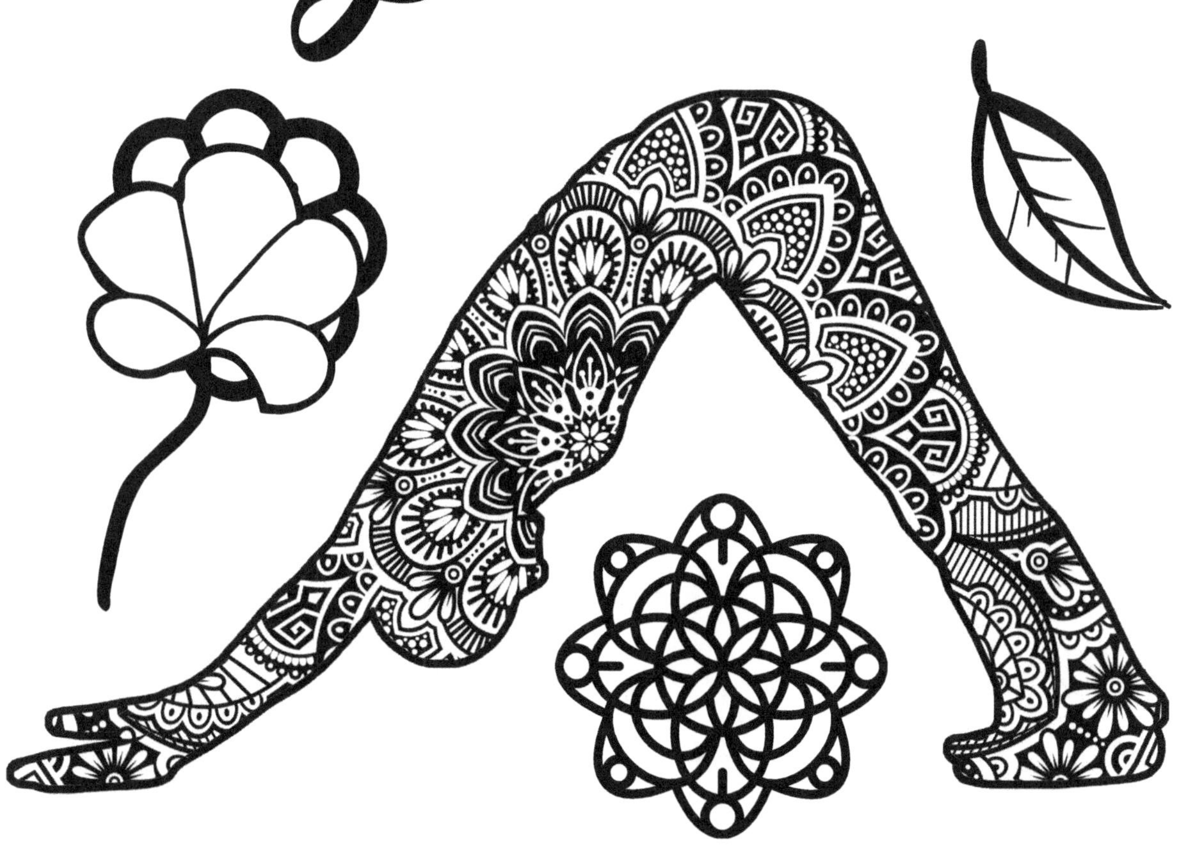

REDOUTABLES

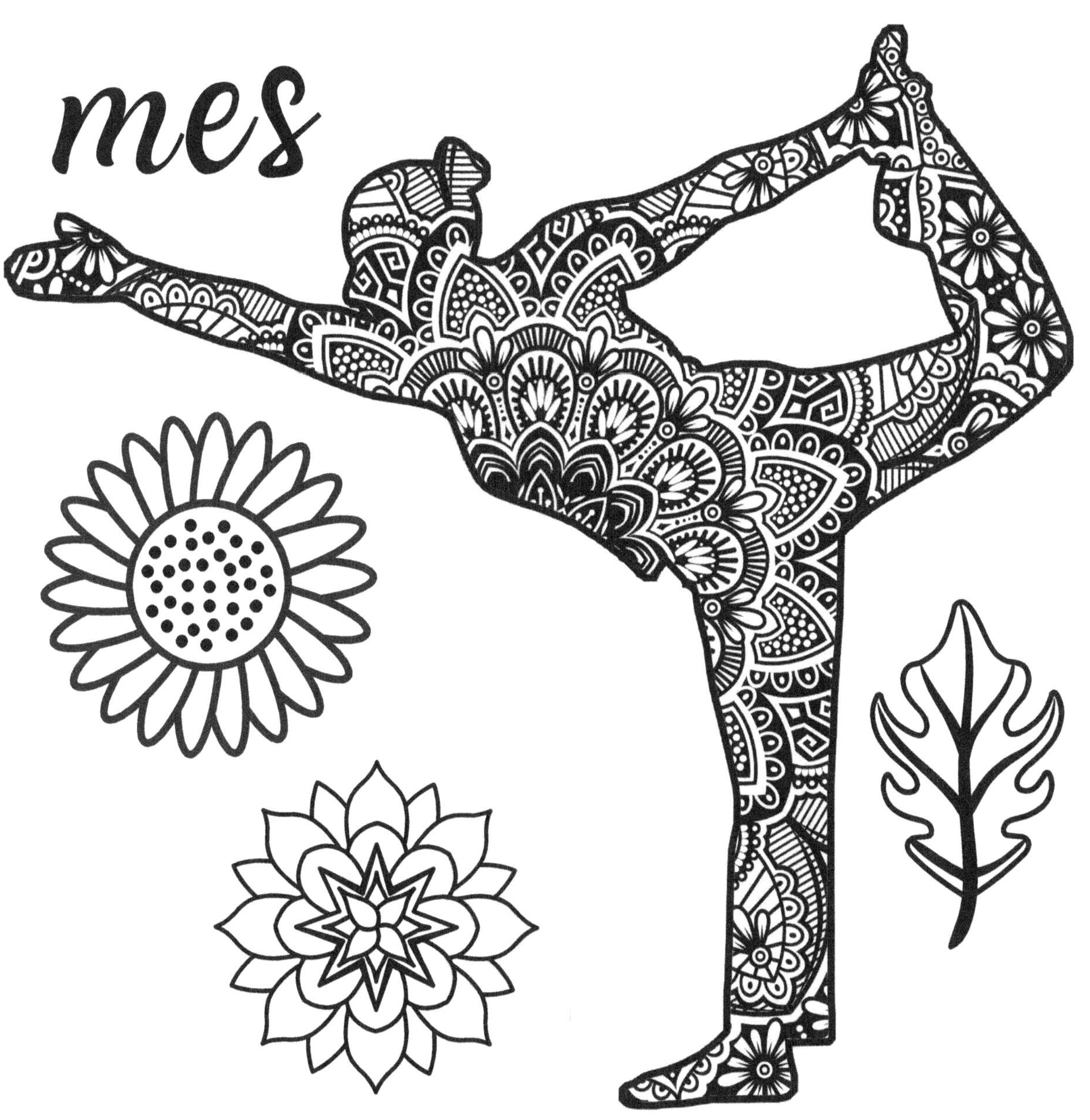

Mes futures réalisations
sont la suite de
mes
RÊVES EXALTÉS

J'ai en moi les ressources nécessaires pour

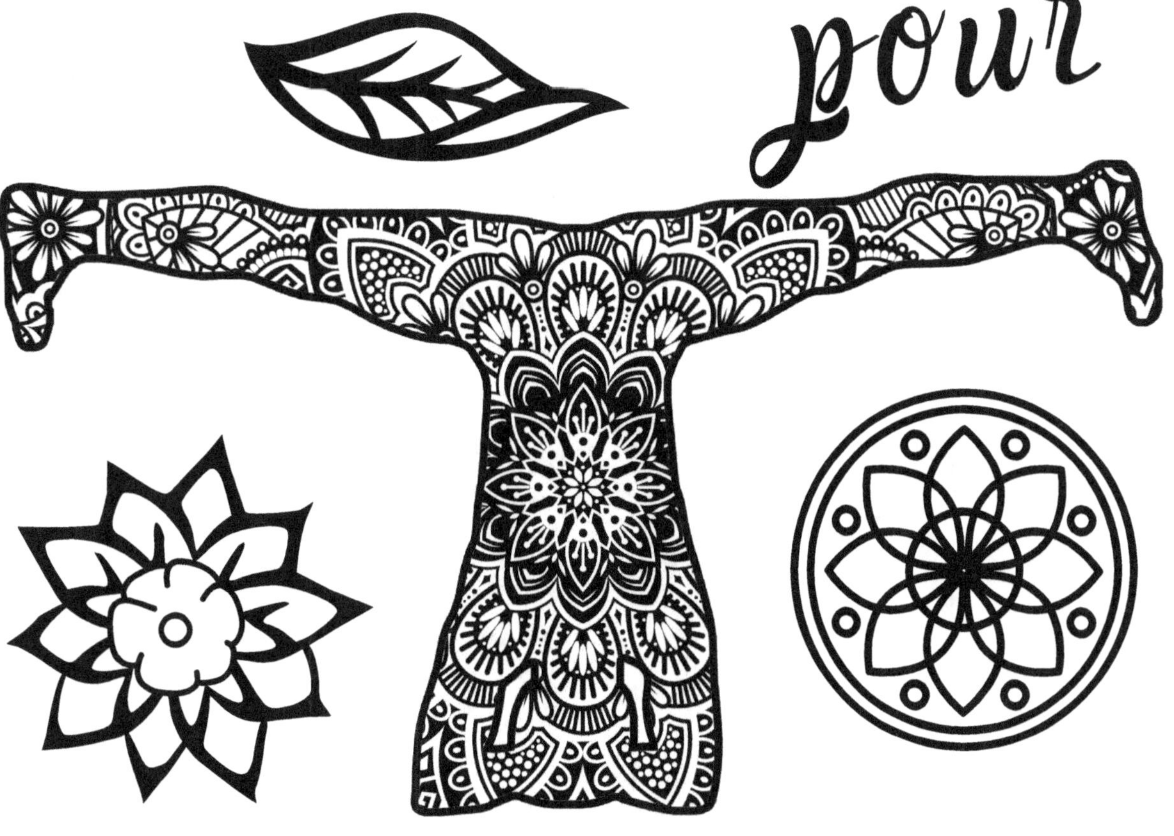

M'AFFIRMER

J'ai du courage
et
je suis libre
de décider
de
MES ACTIONS

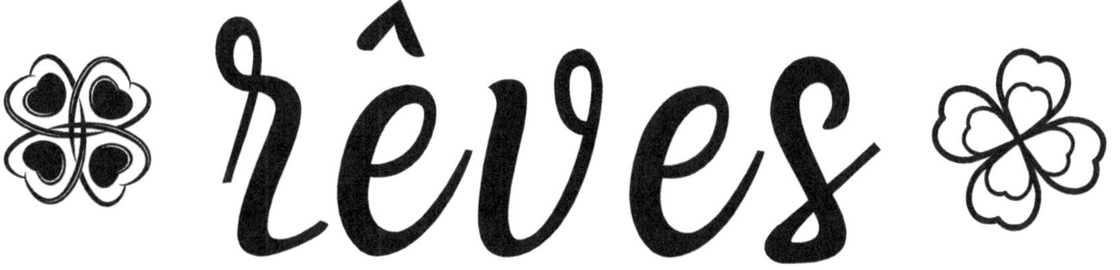

J'ai confiance, tous mes
rêves

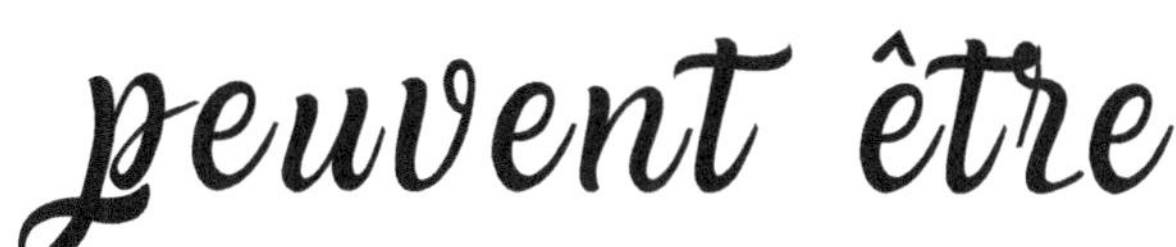

peuvent être

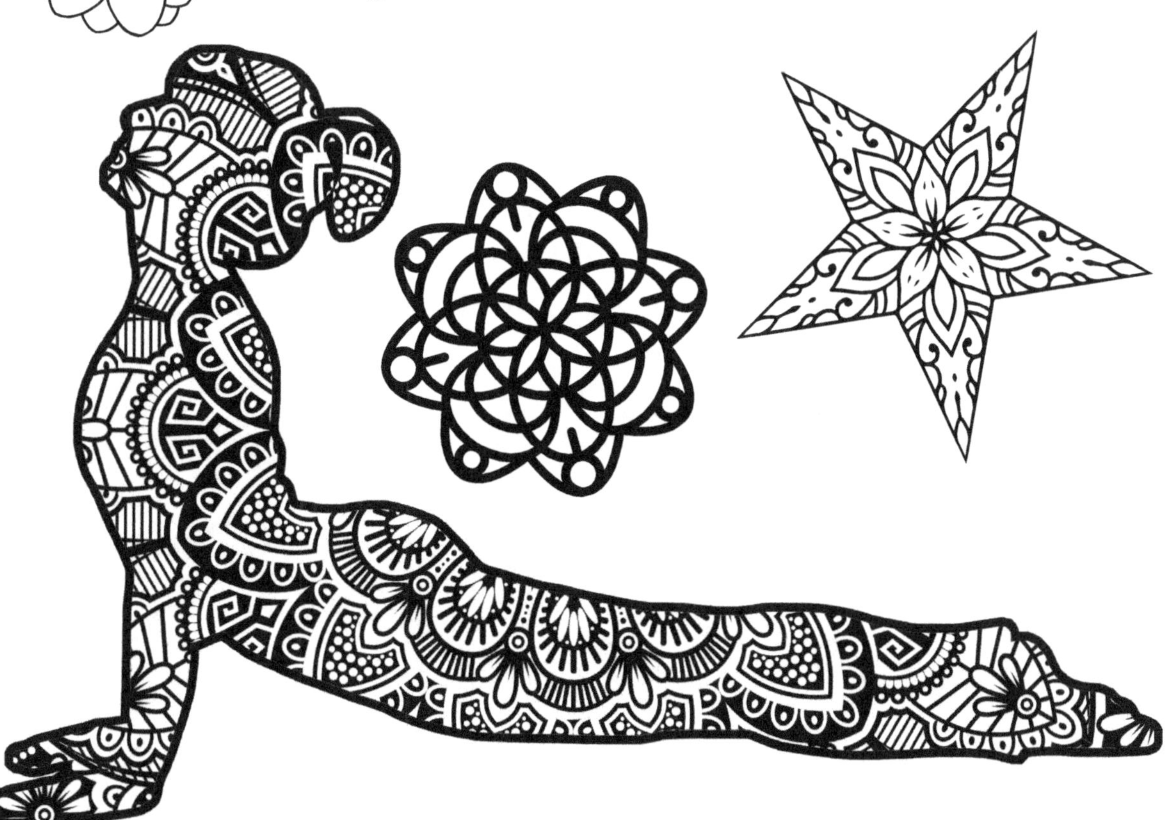

ATTEINTS

Je suis le
libre arbitre
de mon

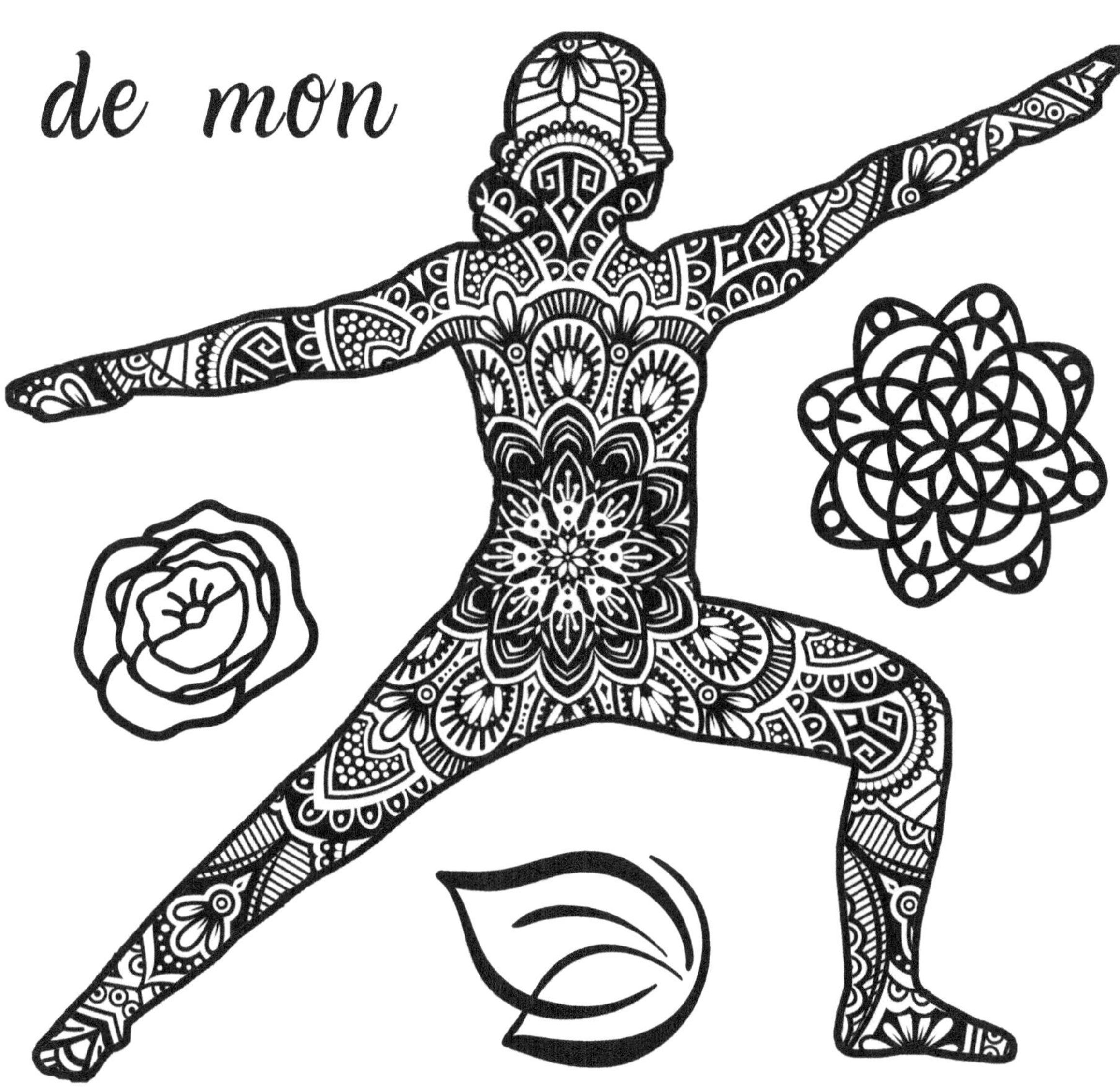

FUTUR

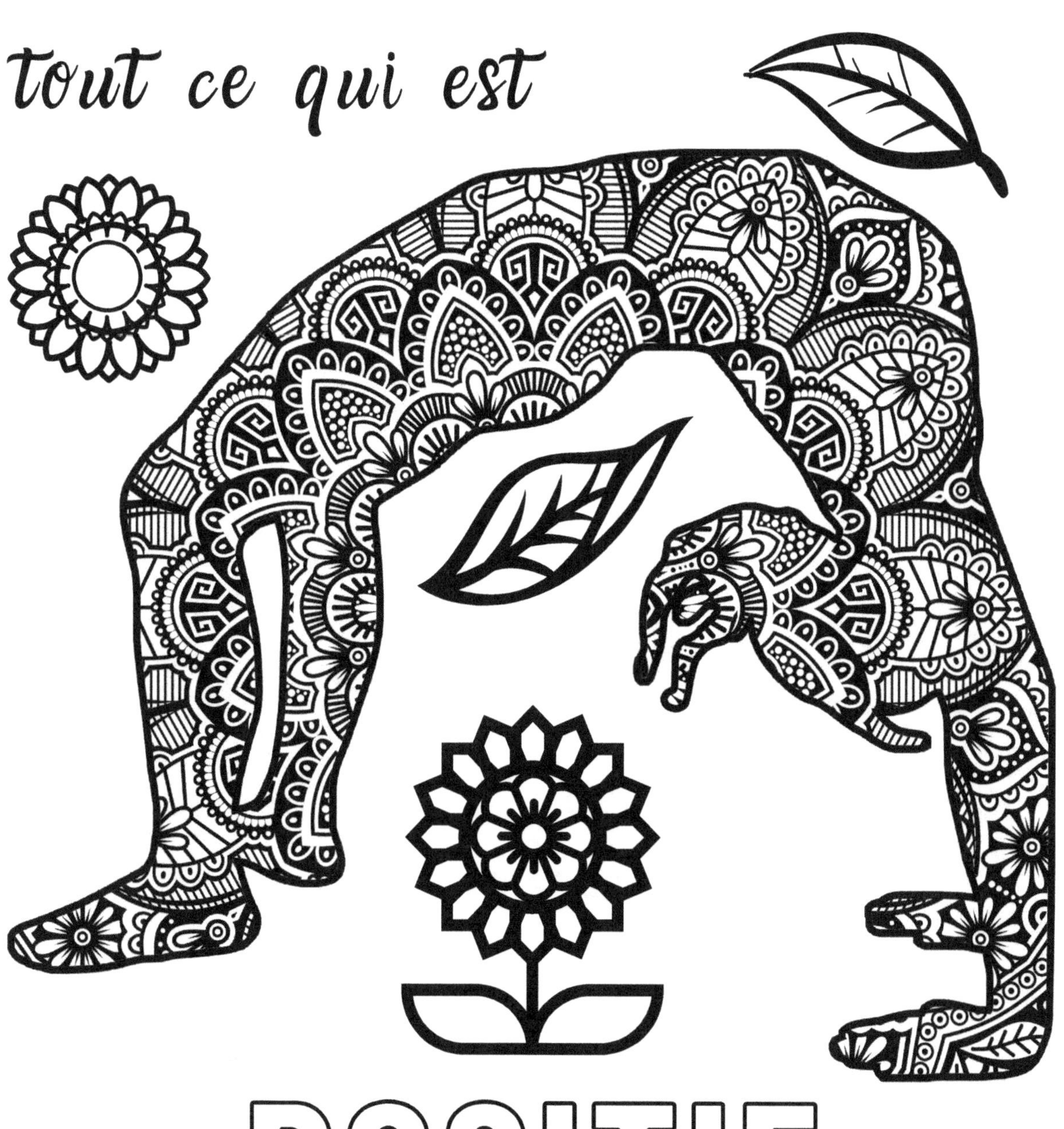

J'augmente mes vibrations
et j'attire vers moi
tout ce qui est
POSITIF

Je me structure
un avenir
en accord avec mes

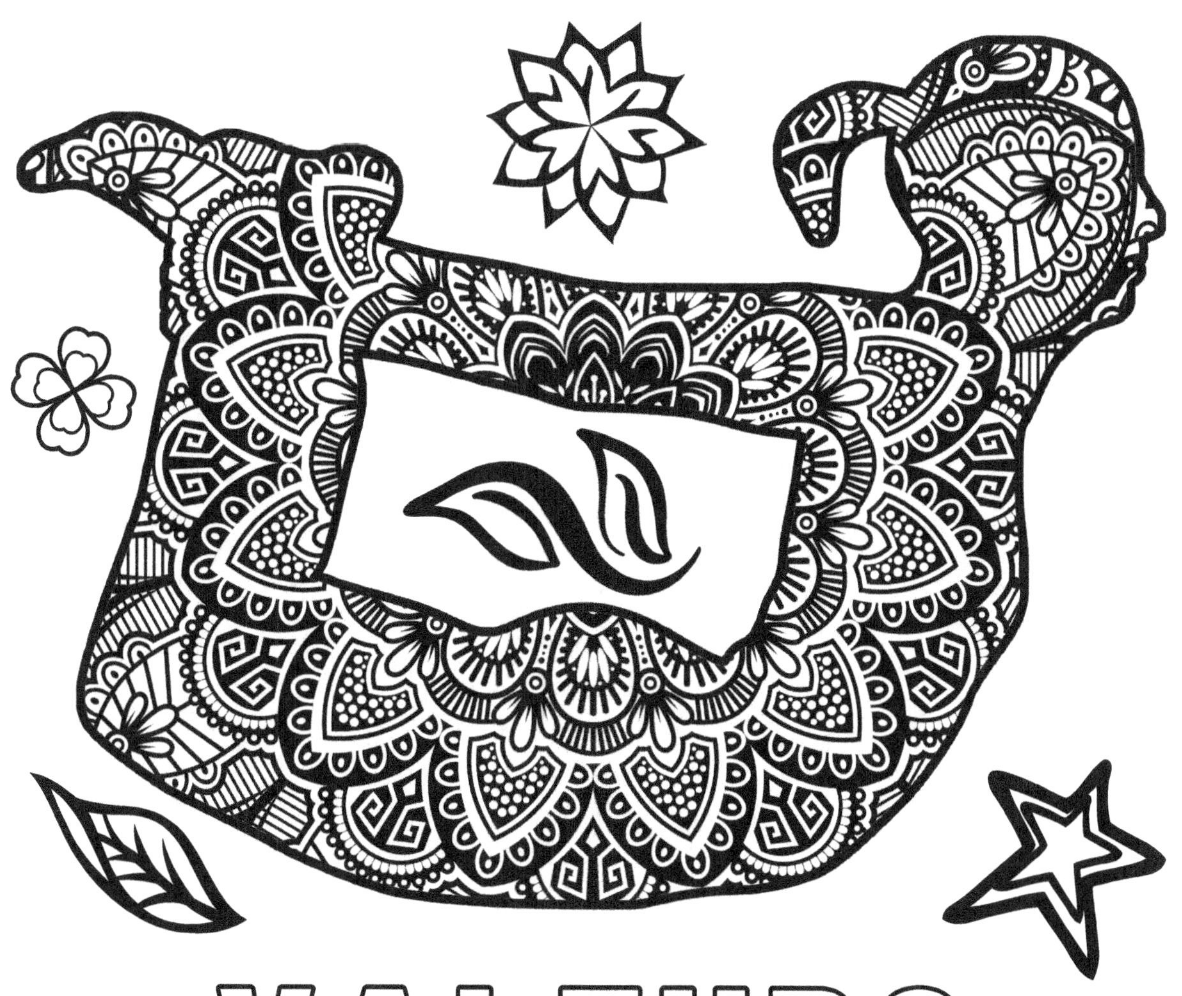

VALEURS

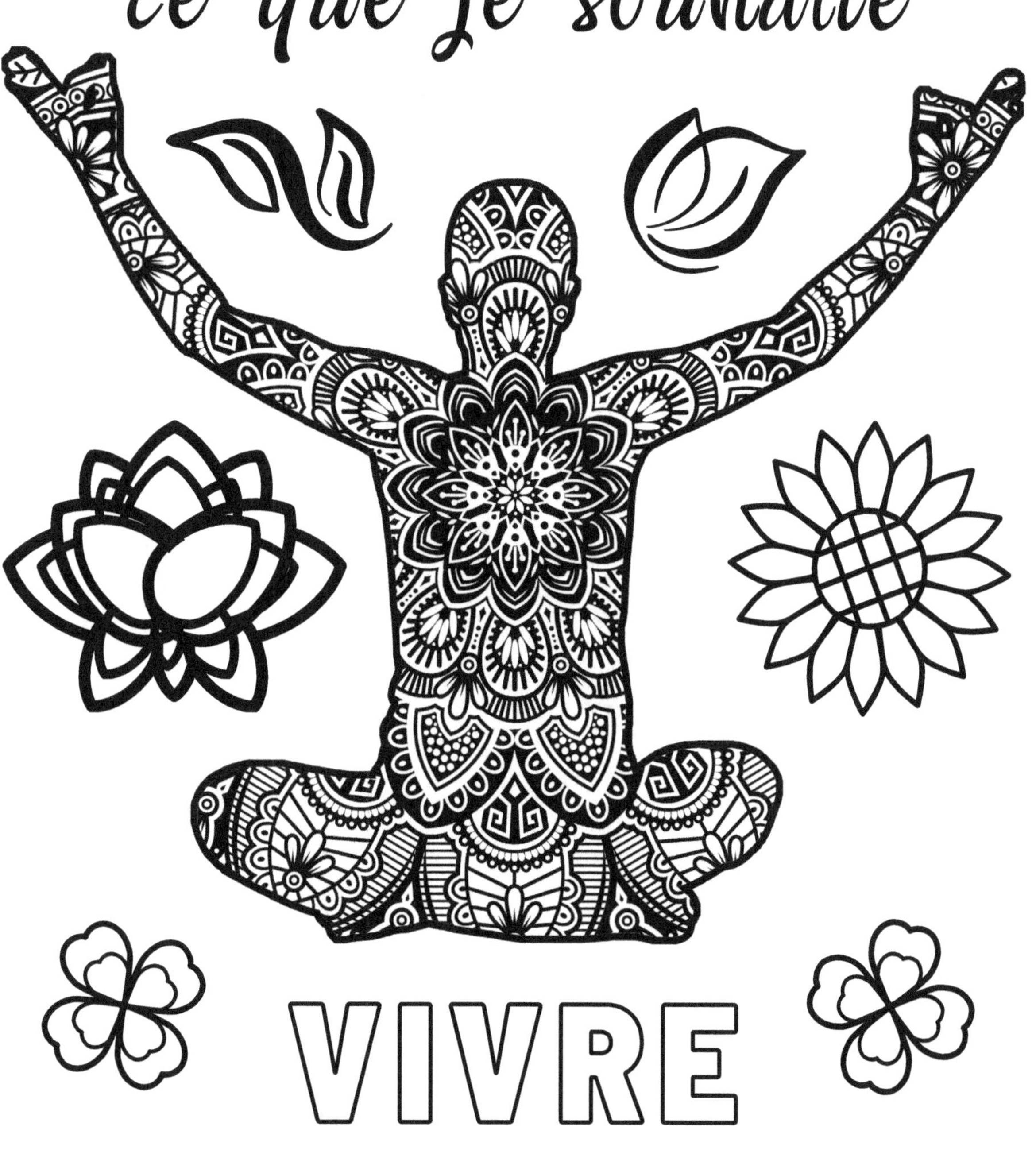

J'ai le potentiel
de créer
ce que je souhaite
VIVRE

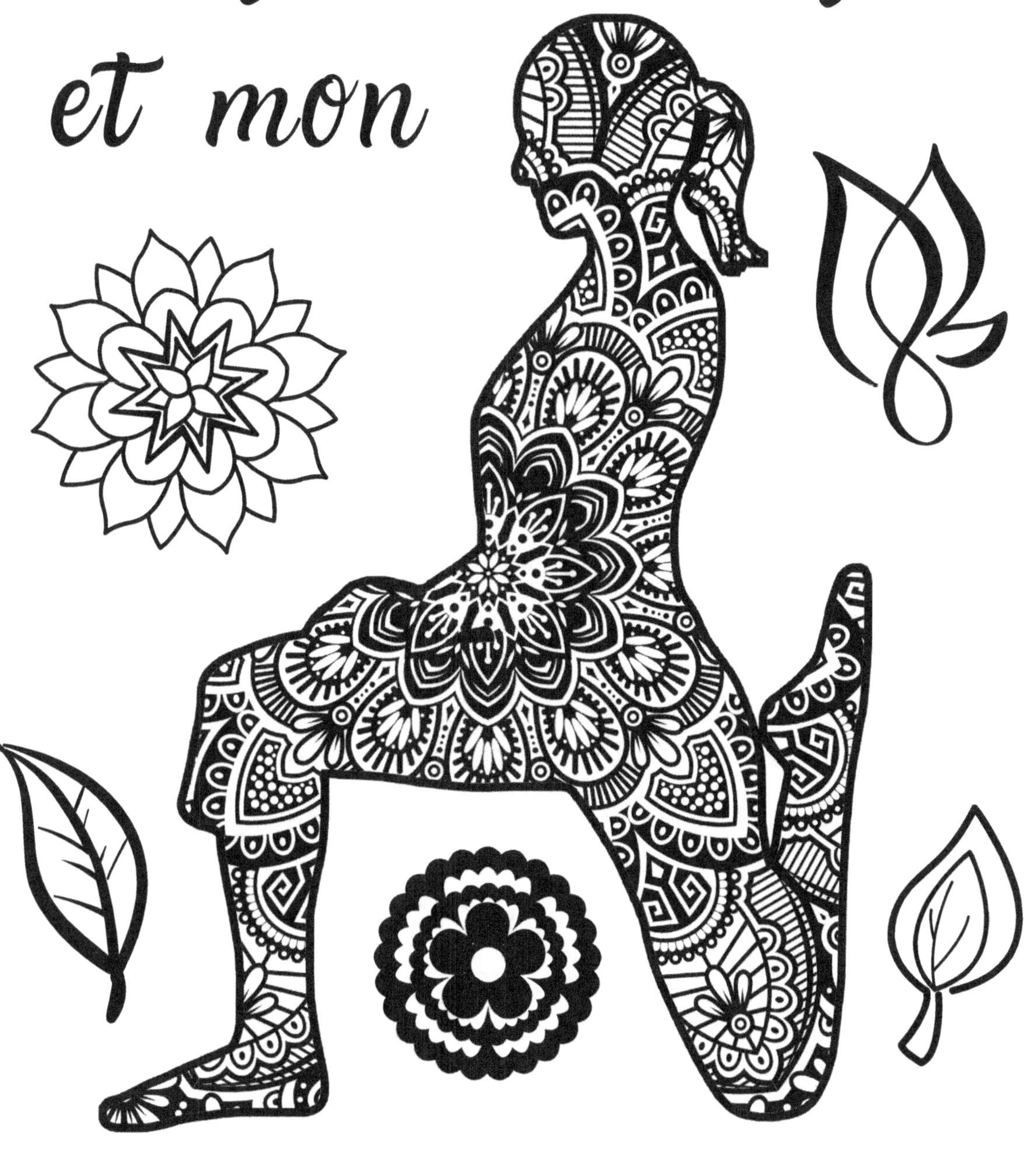
Je savoure tout ce qui est
sain pour mon corps
et mon
ESPRIT

J'ai conscience
des capacites
de mon

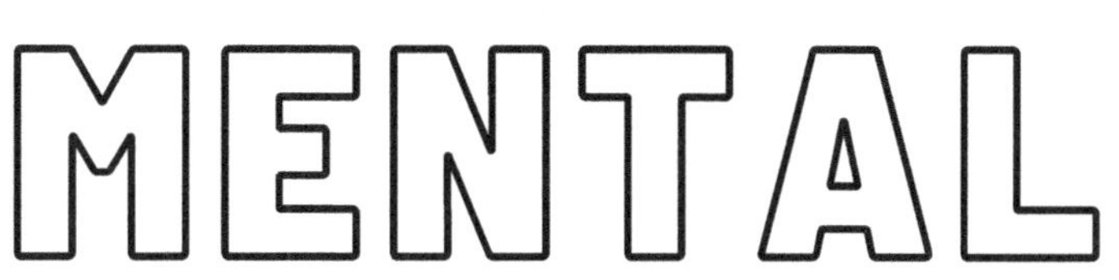

MENTAL

J'ai une grande
capacite
à m'élever avec

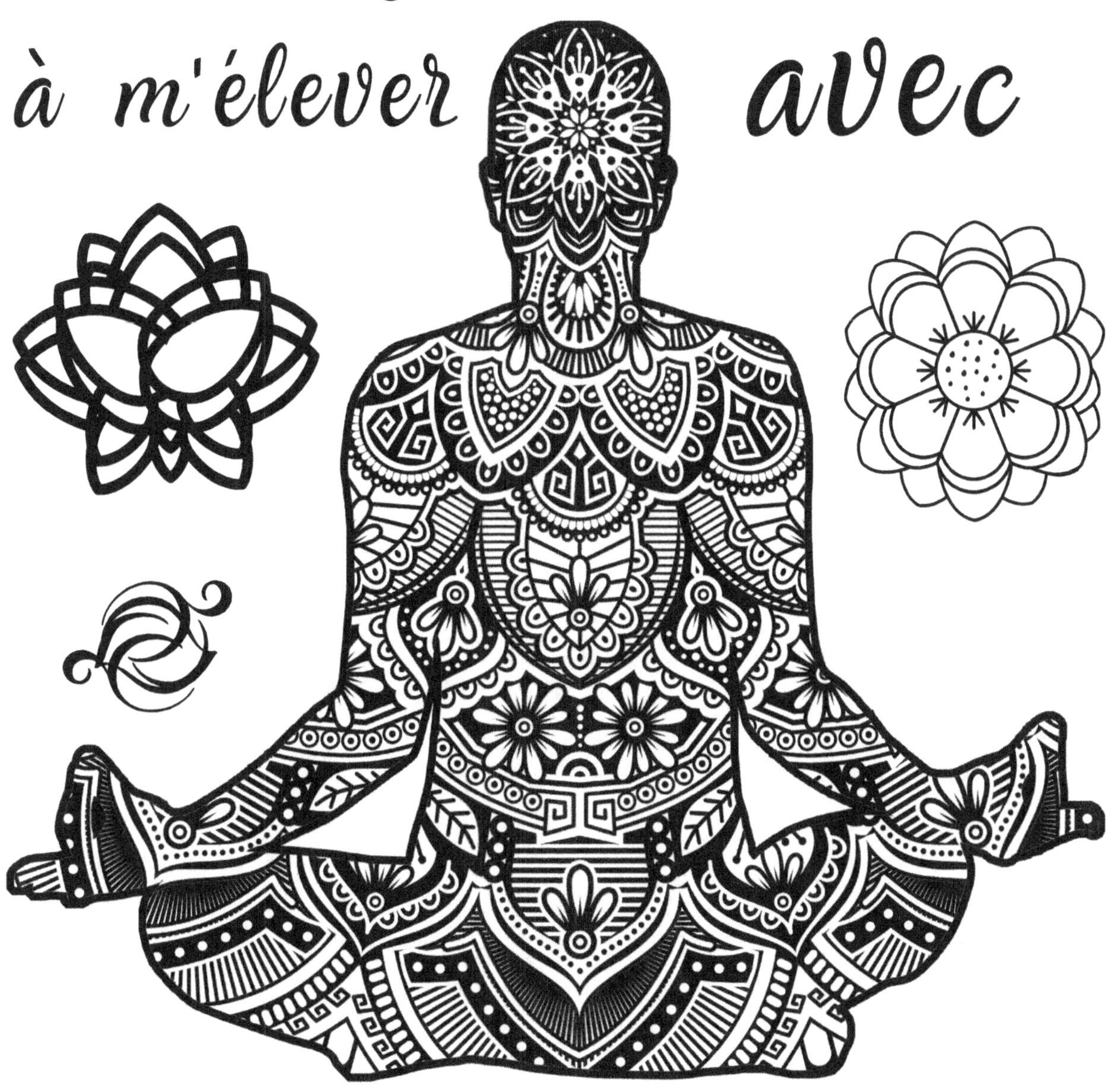

CONFIANCE

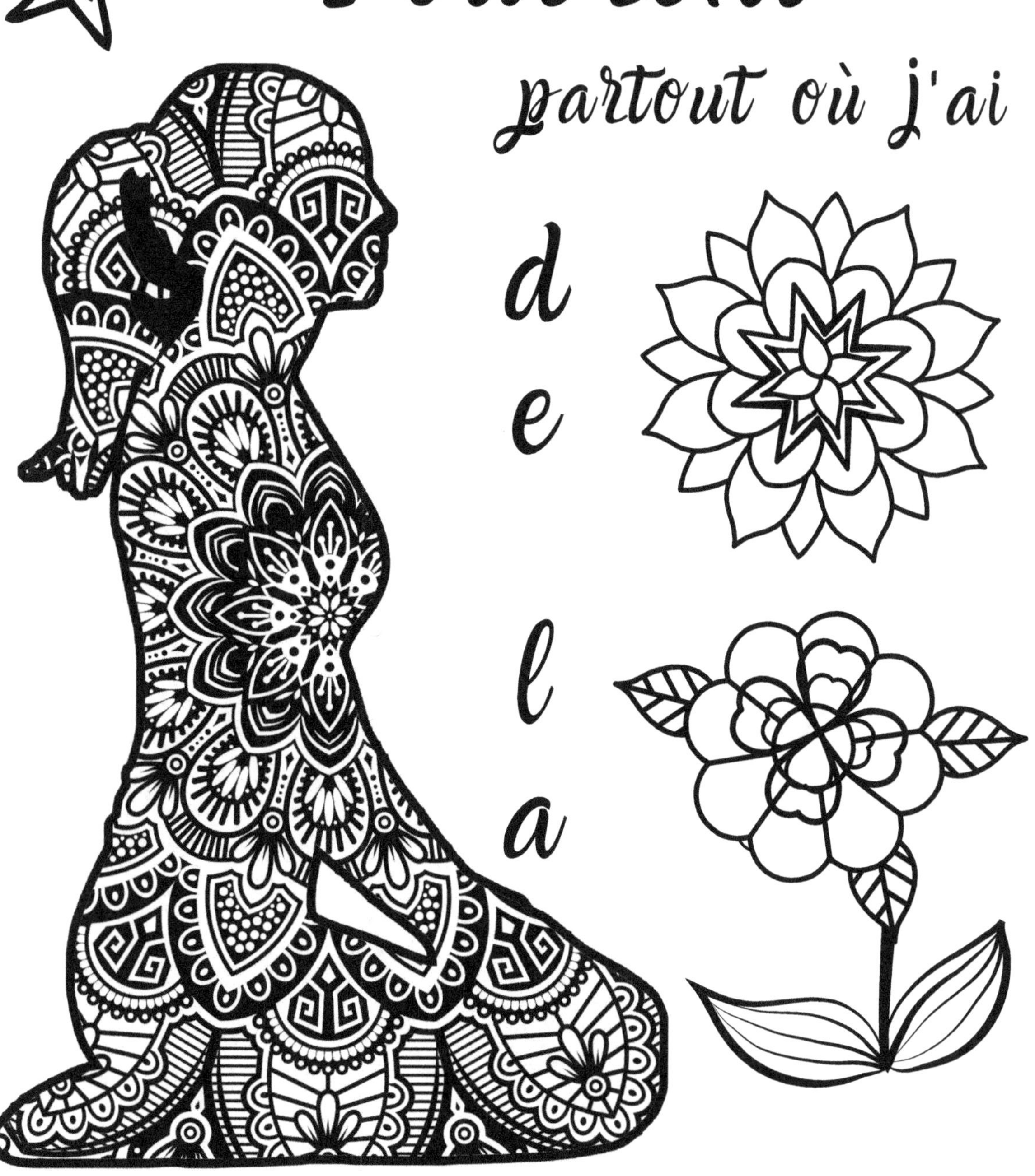

Les chemins et les portes
s'ouvrent
partout où j'ai
d
e
l
a
VOLONTÉ

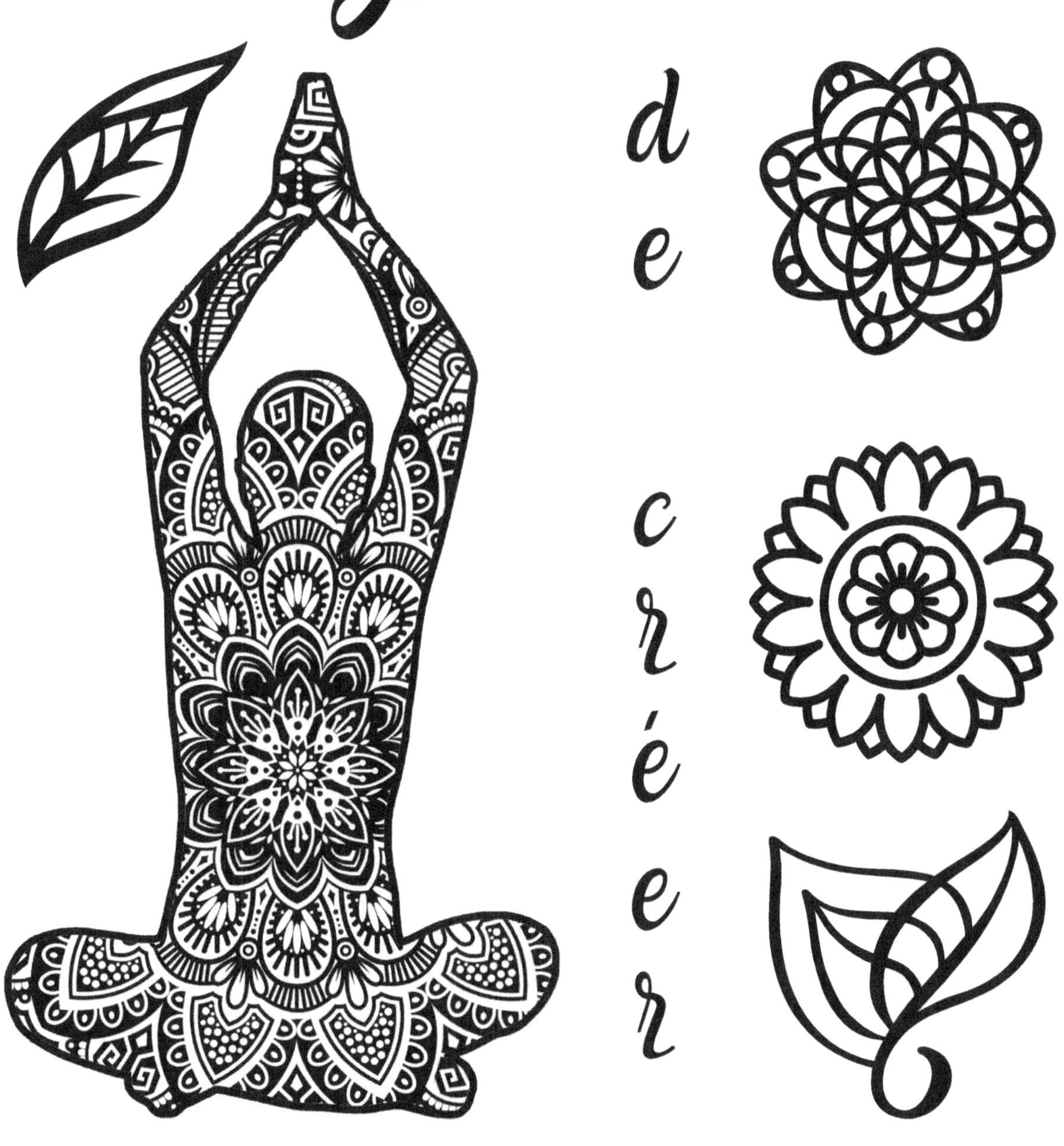

J'ai un potentiel illimité et
le pouvoir
de
créer
CONSTAMMENT

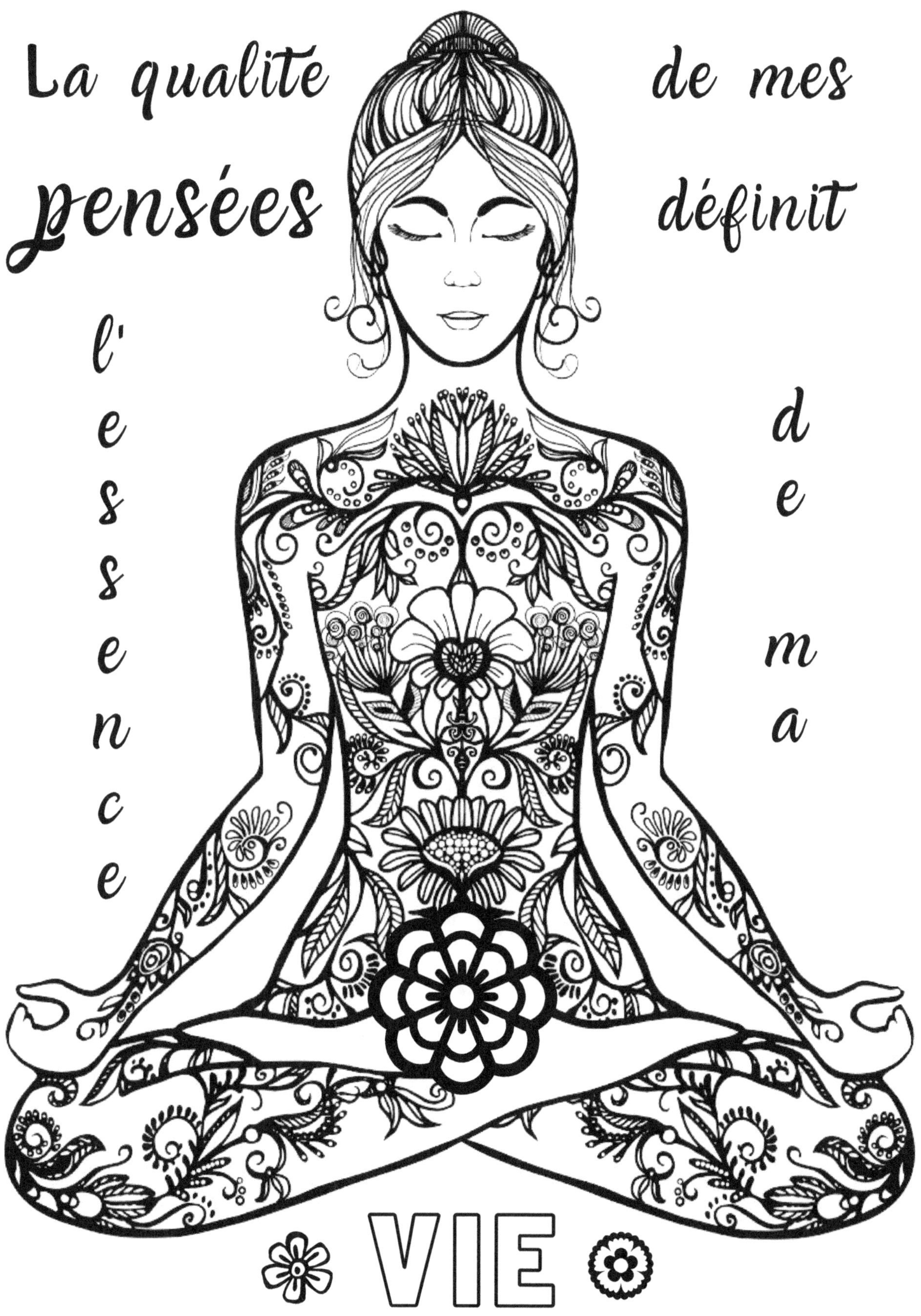

La qualité
de mes
pensées
définit
l'essence
de ma
VIE

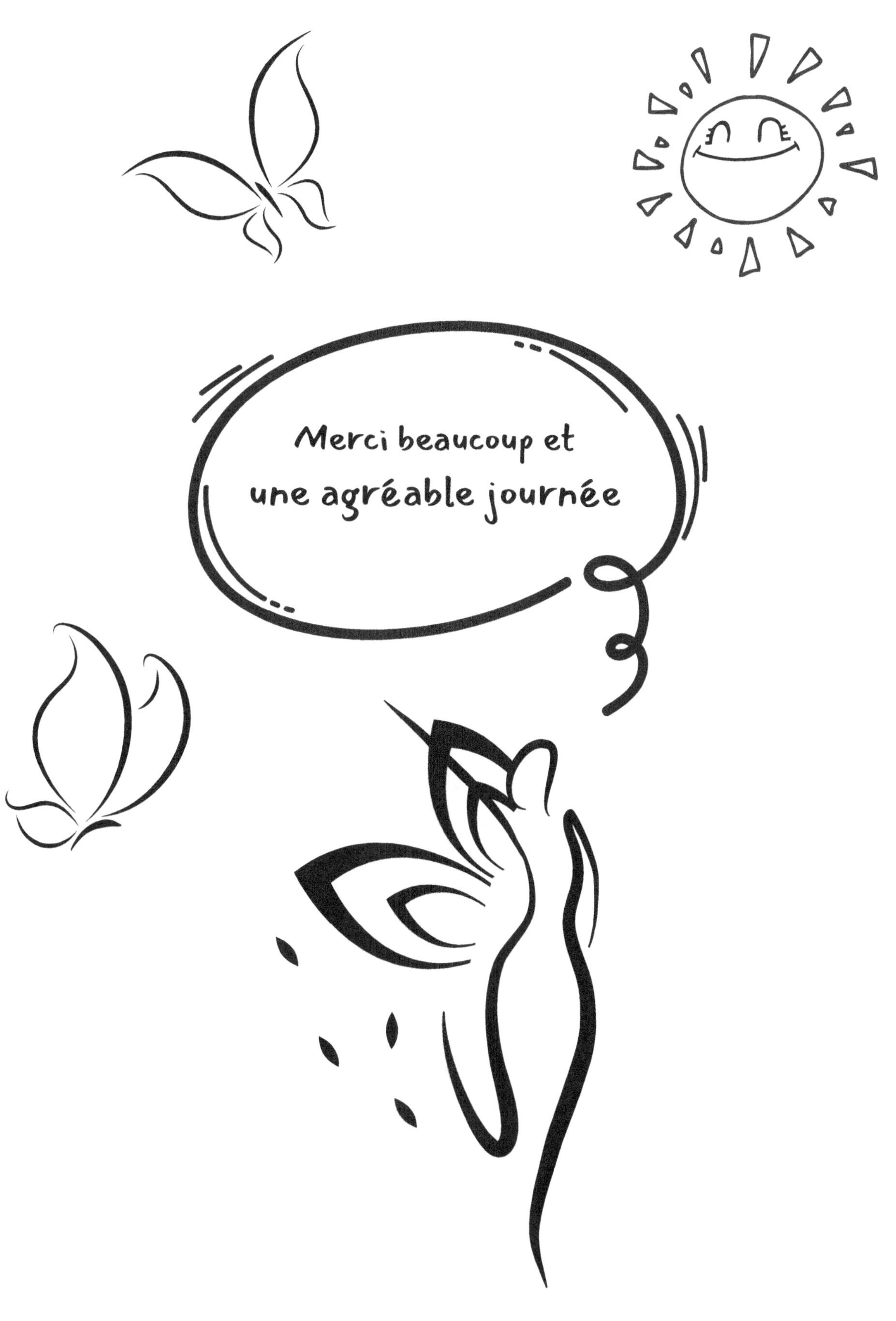

Merci beaucoup et
une agréable journée

www.ingramcontent.com/pod-product-compliance
Lightning Source LLC
Chambersburg PA
CBHW081631250726
48657CB00009B/2826